LA VÉRITÉ

SUR LES PROGRÈS RÉCENS

DE L'ORTHOPÉDIE.

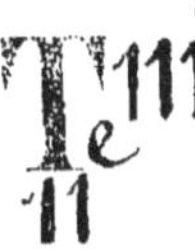

LA VÉRITÉ

SUR LES PROGRÈS RÉCENS

DE L'ORTHOPÉDIE,

OU

L'ART DE CORRIGER LES DIFFORMITÉS DU CORPS HUMAIN ;

SUR LE JOURNAL DE M. MAISONABE

(JOURNAL CLINIQUE OU RECUEIL D'OBSERVATIONS SUR LES DIFFORMITÉS),

ET SUR LES SUCCÈS TANT VANTÉS DES LITS MÉCANIQUES DANS LE TRAITEMENT DES DÉVIATIONS OU COURBURES DE LA COLONNE VERTÉBRALE, VULGAIREMENT APPELÉE LA TAILLE.

Par un Docteur en Médecine de la Faculté de Paris.

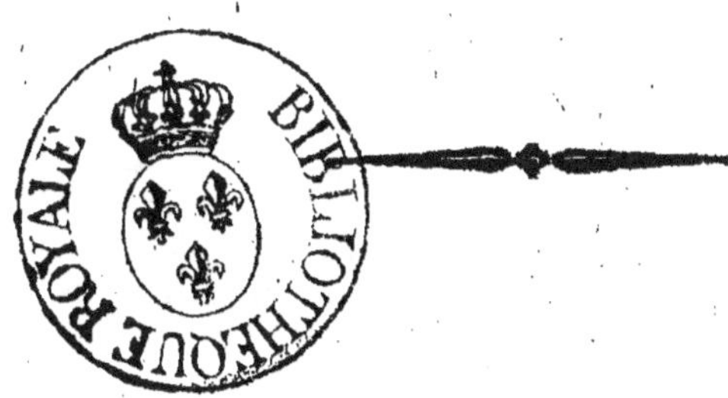

PARIS.

DE L'IMPRIMERIE DE FEUGUERAY,

RUE DU CLOÎTRE SAINT-BENOÎT, N° 4.

1826.

LA VÉRITÉ

SUR LES PROGRÈS RÉCENS

DE L'ORTHOPÉDIE,

OÙ

L'ART DE CORRIGER LES DIFFORMITÉS DU CORPS HUMAIN ; etc., etc.

ON avait oublié depuis long-temps en France les fanfaronnades orthopédiques de Levacher (1) et des tentatives absurdes et cruelles de Ranchin (2); on ne rappelait que par une tradition, sans doute infidèle, les procédés mécaniques de

---

(1) Voyez les *Mémoires de l'Académie royale de Chirurgie*, tome 10 de l'édition in-12 (année 1768), où Levacher décrit la machine qu'on a appelée depuis *Minerve*, et exalte d'une manière étrange les effets de cette machine contre les courbures de la taille.

(2) Ce médecin de la Faculté de Montpellier proposait sérieusement les presses à linge, et à leur défaut, l'action puissante des crics, pour redresser les gibbosités ou courbures de la colonne vertébrale. Levacher cite dans son mémoire une dame de Montmorency, qui eut le courage de se laisser torturer par de pareils moyens que dirigeait Ranchin lui-même.

deux empiriques qui avaient exercé l'orthopédie à Paris (1), lorsqu'un médecin distingué de cette capitale (M. Léveillé) publia la traduction d'un Mémoire de Scarpa sur la torsion congénitale des pieds des enfans, et sur la manière de corriger cette difformité (2). Ce Mémoire laisse peu de chose à désirer sous le rapport de la théorie ; les pieds-bots y sont décrits avec une scrupuleuse exactitude, mais la machine proposée par l'auteur pour les guérir est loin de mériter autant d'éloges ; elle a été peu employée en France au moins, et presque toujours sans succès.

Aussi avait-on à-peu-près renoncé à faire de l'orthopédie avec la machine de Scarpa et avec celles d'un mécanicien appelé *Delacroix* ; et cette partie de la chirurgie était tombée dans une grande défaveur et même dans un oubli complet, lorsque M. d'Ivernois se fit connaître à Paris il y a environ douze ans (3).

------

(1) Typhaine et Verdier, son gendre, qui ont laissé une réputation de *guérisseurs*, mais aucune trace de leurs procédés curatifs.

(2) *Mémoires de Physiologie et de Chirurgie-pratique*, par Ant. Scarpa, professeur d'anatomie et de chirurgie clinique à l'Université de Pavie ; traduits par J.-B.-F. Léveillé, docteur en médecine. *Paris*, 1804.

(3) On peut consulter la *Gazette de Santé* du 11 juillet 1814, où M. Capuron a décrit avec talent et exactitude

Cet orthopédiste, Suisse d'origine, était alors étudiant en chirurgie, et élève des hôpitaux de Paris ; il annonça modestement dans une brochure intitulée : *Essai sur la torsion des pieds et les meilleurs moyens de les guérir* (Paris, 1817), qu'il s'était exercé dès sa première jeunesse à redresser les pieds difformes à l'aide de procédés imaginés par *Venel*, son parent (médecin Suisse, auteur de quelques dissertations de mécanique chirurgicale); qu'il employait des appareils propres à opérer ce redressement et celui de beaucoup d'autres difformités ; qu'il venait enfin de fonder un établissement où il faisait concourir ces appareils avec d'autres moyens de l'art pour la guérison des pieds-bots et autres déviations organiques. M. d'Ivernois a tenu parole, et des succès nombreux ont confirmé les promesses de ce chirurgien-mécanicien, qui jouit aujourd'hui d'une réputation méritée. Doué d'un véritable génie pour la mécanique chirurgicale, il a beaucoup perfectionné les moyens inventés par Venel, et a imaginé plusieurs autres appareils parmi lesquels nous citerons celui qu'il emploie avec succès pour abaisser le talon et suppléer à l'action des muscles fléchisseurs du pied, paralysés chez les personnes

---

les procédés orthopédiques de M. d'Ivernois, qui a fondé depuis la maison de santé qui porte son nom, pour le traitement des difformités et autres maladies de l'enfance.

que cette infirmité prive de la faculté de marcher.

M. d'Ivernois, exerçant un art pour ainsi dire nouveau, et qui, par son objet, ne pouvait manquer d'être lucratif, devait trouver des émules; bientôt, en effet, M. Mellet, son compatriote, et élève de la même école (celle de Venel), fonda aussi un établissement orthopédique à Paris. Celui-ci fut suivi d'un autre dirigé par M. Laguerre, sous les auspices d'un professeur de chirurgie, qui avait d'abord protégé de son influence les débuts de M. d'Ivernois. Ces divers établissemens n'avaient pour objet que les difformités des extrémités inférieures.

Les gens du monde qui ne peuvent ni apprécier ni tenir compte des difficultés d'un art, se persuadant qu'il devait être aussi facile de redresser les déviations de la taille que celles des membres, demandaient, mais en vain, du secours pour leurs enfans affectés de courbures de l'épine. Un d'entre eux, s'étant inutilement adressé à M. d'Ivernois, se rendit, par le conseil de ce dernier, à Wurtzbourg, pour prendre l'avis de M. *Heine*, qui dirigeait dans cette ville un grand établissement orthopédique où les bossus se rendaient de différentes parties de l'Allemagne, à-peu-près comme des malades incurables se rendent chaque année à certaines eaux minérales en vogue. Ce malade, qui avait une légère difformité de la colonne vertébrale, était un homme d'environ vingt-deux ans appelé M. *Milli*; il avait exercé jusqu'à cette époque la profession de commerçant, ce qu'il ne faut pas perdre de vue. Arrivé chez M. Heine, il y fut soumis pendant quelque temps au traitement employé par ce chirurgien, lequel consiste dans une extension de la colonne vertébrale exercée sur un lit mécanique (1). M. Milli quitta l'établissement de M. Heine emportant avec lui les modèles du lit mécanique sur lequel il avait été étendu (2). A son retour, M. Milli s'empressa de faire construire un lit semblable à ceux de Wurtzbourg; et s'étant procuré l'attestation de quelques médecins et chirurgiens recommandables qui crurent vraisemblable-

------

(1) Nous tenons d'un témoin oculaire, que le lit mécanique de M. Heine est absolument le même que celui de Venel, dont nous parlerons plus bas. Les autres appareils, employés dans l'établissement de Wurtzbourg, ne sont qu'une copie ou une grossière imitation de ceux de Lévacher.

(2) Il y eut, à cette occasion, de vifs débats entre MM. Milli et Heine : ce dernier a consigné dans un journal allemand des plaintes amères sur la conduite de M. Milli à son égard. Nous n'avons pas les mêmes raisons que le chirurgien de Wurtzbourg de blâmer notre compatriote d'avoir, dans cette occasion, usé d'un peu d'adresse : nous serions, au contraire, disposés à l'en féliciter, si sa prompte métamorphose en orthopédiste avait été de quelque utilité aux malades.

ment que les lits mécaniques pouvaient contribuer à corriger les courbures de la colonne vertébrale, il publia un prospectus anonyme dans lequel il proclama hautement sa guérison (quoi qu'il ait encore, assure-t-on, besoin de corset pour dissimuler l'inégalité de ses épaules), et la promit sans scrupule aux infirmes qui voudraient se rendre dans un établissement qu'il venait de fonder à Paris, quai de Billi, près les Champs-Elysées. (Hiver de 1823.)

Les promesses de l'orthopédiste de fraîche date, attirèrent du monde. Quelle femme contrefaite n'accourrait pas vers celui qui lui promet une taille bien tournée! Une belle maison, un ton d'assurance, je ne sais quel luxe qui annonçait un lieu fréquenté par des gens riches, quelques accessoires, tels qu'une chapelle adroitement offerte à la piété de quelques familles fécondes en rachitiques (1), suppléèrent à l'expérience de celui qui, abandonné, dit-on, des faveurs de *Mercure*, était venu se réfugier dans le temple d'*Esculape* (2). On ne peut pas nier que l'établissement de M. Milli n'ait joui

---

(1). Il est démontré que les familles de l'ancienne noblesse, qui s'allient entre elles dans un cercle étroit, engendrent plus d'enfans difformes que les autres classes de la société.

(2) Le bruit (vrai ou faux) s'est répandu que M. Milli n'avait pas été heureux dans ses spéculations commerciales, avant de s'occuper de celles qui sont relatives à l'orthopédie.

d'une certaine vogue ; de grands personnages ont été engagés à l'honorer de leur présence ; et n'aguère encore le plus répandu *des Journaux quotidiens* (*le Constitutionnel*) vantait les cures de M. Milli et le signalait comme l'inventeur du lit mécanique qu'il emploie et que nous devons à Venel. Toutefois il est présumable que cette vogue repose sur des fondemens un peu frivoles, car M. Milli, qui ne néglige aucun des moyens de réussir, n'a publié ou fait publier aucun exemple authentique de guérison ; l'auteur de cet écrit a connaissance que plusieurs jeunes personnes sont sorties de son établissement sans avoir obtenu d'amélioration sensible dans leur état. Un journal orthopédique dont nous allons bientôt parler cite un petite conspiration de huit malades qui avec le consentement de leurs parens émigrèrent dans un établissement de province dont nous ferons aussi mention, et tombèrent, c'est le cas de le dire, de *Caribde en Sylla*. Nous ne dirons rien ni de la capacité ni des droits contestables que M. Milli peut avoir d'exercer l'orthopédie ; nous ne sommes ni difficiles ni querelleurs ; qu'il nous montre seulement des exemples bien constatés de guérison, et nous croirons à son habileté improvisée.

Quelques institutrices voyant que cette fureur de se faire redresser les privait de leurs pensionnaires, transformèrent leurs maisons en infirmeries, sous la direction de certains docteurs, afin de donner une éducation qui cette fois réparerait tous les torts de la nature. Un nombre considérable de jeunes personnes de tout âge, infirmes à tous les degrés, sont ainsi traitées dans les institutions de Mme. *Daubrée*, et dans celle dite du *Sacré-cœur*, pour ne parler que des plus connues.

La capitale n'est pas le seul lieu où l'on flatte l'espoir naturellement crédule des pauvres bossus. Un M. Humbert a ouvert au milieu des bois du département de la Meuse (à Morley) une arène où l'on se rend de divers points de la France, à-peu-près comme on va au tombeau de tel ou tel saint, renommé dans la contrée pour guérir toutes les infirmités humaines. Deux journaux de médecine (1) ont fait connaître en détail, les accessoires un peu puériles qu'on ajoute, dans cet établissement, à l'emploi du lit mécanique. On n'amuse pas mieux ses pensionnaires, si on ne les guérit pas. Ce lit mécanique ressemble à celui de Wurtzbourg, copié par M. Milli à Paris, à quelques variantes près. Les accessoires mis en usage par M. Humbert sont un fauteuil, des béquilles qui ne sont d'aucune utilité, des bains et des douches de vapeurs et des manipulations qui ne servent pas davantage aux malades. Tous ces petits moyens ont

____

(1) *Journal complémentaire du Dictionnaire des Sciences médicales*, mai 1824, page 193.—*Archives générales de médecine*, octobre 1824, p. 204.

été imaginés, il faut le dire, pour donner un appareil plus imposant au traitement des difformités de la taille, qui dans la réalité n'a consisté, jusqu'à ce jour, que dans l'extension de la colonne vertébrale, exercée de diverses manières. Je fais grâce au lecteur d'un certain *coin*, employé à repousser les bosses, que l'apologiste de M. Humbert appelle naïvement *debossoir*, ce qui nous rappelle involontairement les bûcherons et les menuisiers qui fendent, dégrossissent ou *debossent* leur bois (comme ils le disent).

En voyant cette sorte de phrénésie *orthopédique*, en lisant les annonces pompeuses des journaux quotidiens, ne croirait-on pas que la race des bossus et des rachitiques va disparaître du sol français? mais, hélas, il n'en est rien! l'auteur de cet écrit, après avoir vu administrer beaucoup de traitemens contre les déviations de la taille, à l'aide des moyens généralement employés aujourd'hui, doit à la vérité de déclarer, qu'en général, très-peu de jeunes filles difformes sont susceptibles de retirer des avantages de ces sortes de traitement; qu'après l'âge de quinze ans, les malades n'offrent plus de chances de guérison, à moins que l'accroissement, retardé par quelques causes particulières, soit encore à cet âge et plus tard dans toute sa force (1). Il doit ajouter, qu'il est à sa connaissance que des

____

(1) Les observations qui ont servi de base à ce travail,

malades ont résidé trois ans chez M. Heine à Wurtzbourg et deux ans chez M. Humbert à Morley, sans
éprouver d'amélioration remarquable dans leur
état.

Mais revenons à la partie historique et biblio-
graphique de cet opuscule. M. d'Ivernois avait déjà
une réputation classique en orthopédie, ses travaux avaient été l'objet d'une rapport favorable de
l'ancienne société de l'école de médecine (1). Les
articles *pied-bot* du Dictionnaire des sciences médicales, *orthopédie* de l'Encyclopédie méthodique
avaient constaté l'utilité et l'importance de ses travaux, lorsqu'un aggrégé nommé par ordonnance
près la nouvelle Faculté de médecine, est venu nous
dire que presque tout était à refaire ou à revoir sur
l'orthopédie. Cette étrange assertion est consignée
à la page 20 du n°. 1 d'un journal de clinique sur
les difformités dont M. Maisonabe (c'est le nom de
cet aggrégé) est le rédacteur (2). Ce cahier, ainsi
que le deuxième qui a paru en décembre 1825,

---

ont été recueillies dans un établissement orthopédique
et faites sur des malades choisis pour cet objet.

(1) Rapport fait au nom d'une commission, sur l'emploi
de divers moyens propres à corriger la difformité connue
sous le nom de *pied-bot*, par M. le docteur Thillaye, fils
aîné. (*Bulletins de la Faculté de Médecine de Paris*, 1820.)

(2) On est étonné de voir un médecin publier un recueil
uniquement destiné à une très-petite branche de la chi-

c'est-à-dire six mois après, ne justifient guère l'assertion énoncée plus haut ; ils contiennent, 1°. des généralités bien vagues sur l'orthopédie en général, sur les déviations de la colonne vertébrale en particulier et les moyens d'y remédier ; 2°. quelques considérations sur l'état de faiblesse locale envisagée comme cause de difformités ; 3°. la réfutation déjà imprimée d'une philippique du docteur Lachaise contre l'orthopédie, insérée dans les Archives générales de Médecine (*août*, 1825) ; 4°. un rapport sur les lits mécaniques, fait à l'Académie royale de médecine par M. Thillaye ; 5°. l'article tout entier que M. Richerand a consacré à l'orthopédie dans son ouvrage sur les progrès récens de la chirurgie.

M. Maisonabe fait aussi un cours sur les difformités ; dans son cours, comme dans son journal, il s'abstient soigneusement de parler de M. d'Ivernois qui a véritablement le premier importé et pour ainsi dire créé plusieurs parties importantes de l'orthopédie en France. On ne comprend pas trop le motif de cet oubli. Serait-ce parce que M. d'Ivernois dirige un établissement renommé pour le trai-

---

rurgie, quand il existe à Paris dix ou douze journaux de médecine, dont les rédacteurs manquent souvent de matériaux intéressans : aussi ce recueil a-t-il eu peu de succès et est-il si peu répandu, qu'on ne le trouve même pas chez les libraires ; ce qui a fait dire à un mauvais plaisant : que *M. Maisonabe était le seul rédacteur et le seul abonné de son journal.*

tement des difformités et que M. Maisonabe vient
d'en fonder un du même genre? Comment notre
professeur-journaliste n'a-t-il pas craint d'être taxé
d'ignorance ou de mauvaise foi en faisant abstrac-
tion des travaux de ses précédesseurs?

Parlons maintenant du jugement porté sur l'orthopédie par M. Richerand dans l'ouvrage cité plus
haut, et dont l'autorité a plus de poids que celle de
l'aggrégé par ordonnance. M. Richerand à l'occasion
de quelques généralités sur les difformités, qui n'offrent d'ailleurs rien de nouveau, cite Venel comme
l'inventeur des lits mécaniques actuellement employés contre les déviations de la taille; mais M. Maisonabe, qui veut que l'orthopédie soit dans l'enfance
et qu'on n'ait rien inventé avant lui, s'empresse
de faire remarquer dans une note, que si Venel a
employé des lits à mécaniques pour l'extension de
la colonne vertébrale, *il n'est rien resté* de leur
mécanisme; et que ce devait être seulement par
des liens placés sous les aisselles et sur les extrémités inférieures qu'il opérait l'extension. Ici l'é-
rudition de M. Maisonabe est encore en défaut,
et nous lui apprendrons donc, puisqu'il ne le sait
pas, que Venel employait pour opérer l'extension
de la colonne vertébrale des lits presqu'aussi per-
fectionnés que ceux dont on fait usage aujour-
d'hui; que Jacquard, son successeur, sous lequel
MM. d'Ivernois, Mellet, etc., ont étudié l'orthopédie, faisait également usage de ces mêmes lits. Pour

prouver, de plus, à M. Maisonabe *qu'il est resté quelque chose de cette pratique*, nous lui citerons les Mémoires de la société des sciences physiques de Lausanne (page 202) qui contiennent une dissertation de Venel intitulée : *Description de plusieurs nouveaux moyens mécaniques propres à prévenir, borner et même corriger, dans certains cas, les courbures latérales de l'épine du dos*. Cette dissertation est accompagnée d'une planche où le lit mécanique est gravé. L'extension n'était pas seulement exercée par des liens placés sous les aisselles, mais par des courroies tenant à un serre-tête (qu'on doit préférer aux colliers d'aujourd'hui qui déplacent la mâchoire) mis en jeu par un tambour, espèce de treuil muni d'un cliquet, qui remplace les ressorts dont on fait usage maintenant.

M. le professeur de la Faculté se trompe en disant que les malades soumis à l'action des lits mécaniques restent continuellement couchés; il se trompe également quand il dit qu'ils peuvent satisfaire à leurs besoins par une ouverture pratiquée vis-à-vis du siége. Je ne crois pas qu'on ait jamais fait de lits disposés de la sorte. Il se trompe enfin, ou du moins il se hasarde beaucoup en disant qu'on guérit les courbures de l'épine au moyen des lits mécaniques. A cet égard, M. Maisonabe observe judicieusement que jusqu'à ce jour on n'a produit aucun exemple authentique de guérison. Il y a du courage à tenir un pareil langage, quand on dirige un établissement où, dit-on, les malades n'abondent pas. Il est juste de dire, à cette occasion, que si cet auteur montre de la présomption, que s'il ignore l'histoire de l'art qu'il dit pratiquer, il est loin de chercher à abuser le public par des promesses mensongères comme tant d'autres qui parcourent la même carrière.

Ce que M. Richerand dit de la brillante santé des jeunes personnes couchées sur des lits mécaniques est vrai pour plusieurs d'entre elles ; mais ce qu'il ne dit pas, c'est que chez un bon nombre, la menstruation est interrompue, qu'il survient des douleurs de poitrine qui imposent quelquefois l'obligation de suspendre ou de cesser le traitement, que la traction vive exercée sur la mâchoire inférieure finit souvent par la déplacer un peu en la portant en avant, et altère ainsi les traits de la face. Les dents de la mâchoire inférieure ainsi déplacées déchirent quelquefois les gencives, et obligent à scier ces os. Nous pouvons citer ici une demoiselle de vingt-cinq ans qui a été inutilement traitée dans l'établissement de M. Heine à Wurtzbourg, à laquelle on a été obligé de scier les dents parce qu'elles blessaient les gencives et même le palais.

Dans une note (que M. Maisonabe transcrit avec complaisance dans son journal), M. Richerand cite ce dernier en première ligne, parce que, loin de faire un mystère de ses procédés, il a le premier fait de l'histoire et du traitement des difformités, l'objet d'un enseignement spécial. D'abord il serait difficile à M. Maisonabe de faire un mystère de ses procédés, puisque ce sont les mêmes qu'on emploie ailleurs. Ensuite c'est à tort que cette note inculpe les orthopédistes qui ont précédé M. Maisonabe ; pour preuve de ce que nous avançons, nous citerons M. d'Ivernois, dont les procédés ont été depuis long-temps publiés et décrits dans les ouvrages déjà cités. J'en demande pardon à M. le professeur ; mais il y a un peu d'ignorance dans son fait comme dans celui de son aggrégé.

Un examen comparatif des divers lits mécaniques employés aujourd'hui contre les courbures de la colonne vertébrale prouve qu'ils ne sont qu'une imitation du lit de Venel, que leurs formes seules varient, qu'ils n'ont qu'un but, qu'une action principale : *opérer l'extension de l'épine dans une position horizontale ou légèrement oblique.* Des orthopédistes exercent cette extension à l'aide de ressorts en X ou à boudin, d'autres avec des barillets renfermant des ressorts de pendule ; il en est enfin qui ont recours à un simple poids muni d'une poulie (1).

L'action des ressorts qui sont l'ame de la machine doit être continue et graduellement aug-

---

(1) Nous avons dit plus haut que *Venel*, l'inventeur de ces lits, exerçait l'extension de l'épine avec un tambour, espèce de treuil muni d'un cliquet.

mentée : ce qui frappe de nullité l'idée qu'a eue le bandagiste Lafond de substituer à cette action continue et progressive une force oscillatoire, qui de toute nécessité fait perdre la minute d'après, ce qu'on avait gagné la minute d'avant. Il est difficile de concevoir comment un physicien recommandable, rapporteur de l'Académie royale de médecine, a pu dire qu'une extension intermittente devait avoir dans ce cas, le même résultat qu'une extension continue. Nous serions bien surpris qu'on obtînt le moindre succès à l'aide du traitement qu'on appelle si niaisement *oscillatoire*. Il nous a toujours paru que dans le redressement d'une courbure quelconque, il faut toujours avancer et ne jamais perdre volontairement rien de ce qu'on a gagné : avancer et reculer est en toute chose le moyen de ne jamais arriver au but. M. Lafond devrait savoir, que s'il est bon quelquefois *d'osciller* ou de tergiverser, ce n'est pas dans une science aussi positive que la chirurgie.

Si les moyens employés par tous les orthopédistes qui postulent les suffrages de l'Académie est le même, comment ne craignent-ils pas de fatiguer ce corps savant auquel d'ailleurs ils n'ont adressé aucune observation? Lorsque l'orthopédiste suisse dont nous avons parlé (M. d'Ivernois) sollicita et obtint l'approbation de la société de l'ancienne école de médecine, au moins présenta-t-il quelques faits authentiques.

Si l'on nous demande en résumé quels sont les progrès qu'a faits récemment l'orthopédie, nous dirons : 1°. que la méthode de traiter les pieds-bots, imaginée par Venel, a été singulièrement perfectionnée par M. d'Ivernois; 2°. que ce dernier a inventé, en outre, une machine des plus ingénieuses pour suppléer à l'action des muscles fléchisseurs, machine qui rend la faculté de marcher sans appui à tous les individus affectés de pieds-bots *équins* (1) avec paralysie des muscles fléchisseurs du pied; 3°. que le même chirurgien est également l'auteur d'un appareil aussi simple qu'efficace pour combattre les rétractions des muscles de la jambe sur la cuisse, sans enkylose (2); 4°. que les lits dits *mécaniques* pour le traitement des courbures de la colonne vertébrale ne sont qu'une imitation de ceux qu'avait inventés Venel; 5°. que ces lits, quelle qu'en soit la forme, n'ont qu'un même but, celui d'opérer l'extension de l'épine et par suite son redressement.

Quant aux résultats obtenus par l'usage de ces lits,

---

(1) On les a appelés *équins*, à cause de leur ressemblance avec les pieds des chevaux.

(2) C'est le cas de rappeler ici qu'un professeur de Montpellier (M. Delpech) a gravement proposé de faire la section du tendon d'Achille des individus affectés de cette difformité, paraissant ignorer qu'on pût employer d'autres moyens. (*Voyez* l'ouvrage intitulé : *Chirurgie clinique de Montpellier*, in-4°, avec planch., pag. 147 et suiv.)

ils ne sont pas encore bien constatés ; aucun exemple authentique de guérison n'a été publié jusqu'à ce jour, quoique les traitemens de cette nature aient été nombreux. L'auteur de cet écrit les croit seulement propres à faire disparaître de très-légères difformités chez de jeunes sujets qui n'ont pas dépassé l'âge de la puberté, et celui de l'accroissement, et qui se trouvent dans certaines conditions encore mal déterminées. Il pense, en outre, que l'emploi de ces lits peut, dans un âge beaucoup plus avancé, s'opposer aux progrès de toutes les déviations de la taille capables d'altérer la santé en déformant la poitrine ; mais alors il n'est besoin que d'une faible extension non élastique.

Il y aurait des considérations importantes à présenter sur les effets de l'extension de la colonne vertébrale ; ce sujet pourrait faire la matière d'un mémoire où l'on examinerait quel parti on peut tirer de certains moyens accessoires aux lits mécaniques, telles que les pressions latérales sur les épaules, les côtes, déjà conseillés par Venel ; les béquilles, les fauteuils, etc. etc.

FIN.